Dietmar Schmidt

Burnout im Pflegeberuf
Erst Feuer und Flamme – dann ausgebrannt

Diplomica® Verlag GmbH

**Schmidt, Dietmar: Burnout im Pflegeberuf: Erst Feuer und Flamme – dann ausgebrannt,
Hamburg, Diplomica Verlag GmbH 2011**
Originaltitel der Abschlussarbeit: Burnout im Pflegeberuf:
Erst Feuer und Flamme – dann ausgebrannt
ISBN: 978-3-86341-036-0
Druck Diplomica® Verlag GmbH, Hamburg, 2011
Zugl. UMIT, Tirol, Österreich, Bachelorarbeit, 2010

Bibliografische Information der Deutschen Nationalbibliothek:
Die Deutsche Nationalbibliothek verzeichnet diese Publikation in der Deutschen
Nationalbibliografie;
detaillierte bibliografische Daten sind im Internet über http://dnb.d-nb.de abrufbar.

Die digitale Ausgabe (eBook-Ausgabe) dieses Titels trägt die ISBN 978-3-86341-536-5
und kann über den Handel oder den Verlag bezogen werden.

© Diplomica Verlag GmbH
http://www.diplom.de, Hamburg 2011
Printed in Germany

Burnout im Pflegeberuf:

Erst Feuer und Flamme – dann ausgebrannt!

Widmung

In Dankbarkeit meinen Eltern Ingrid und Heinz Schmidt.

Gedicht von Wilhelm Busch:

„Wirklich, er war unentbehrlich!
Überall, wo was geschah
zu dem Wohle der Gemeinde,
er war tätig, er war da.

Schützenfest, Kasinobälle,
Pferderennen, Preisgericht,
Liedertafel, Spritzenprobe,
ohne ihn da ging es nicht.

Ohne ihn war nichts zu machen,
keine Stunde hatt' er frei.
Gestern, als sie ihn begruben,
war er richtig auch dabei.“

(zit. n. Fengler, 2001, S. 34)

INHALTSVERZEICHNIS

1   Einleitung

Der Begriff „burnout" stammt ursprünglich aus dem Englischen und bedeutet so viel wie „ausbrennen" (Vollmer, 1996, S. 12). Der deutsch-amerikanische Psychoanalytiker, Herbert J. Freudenberger, kreierte bereits im Jahr 1974 den Begriff des „Ausgebranntseins", allerdings zunächst nur als Bezeichnung für den psychischen und physischen Abbau von „hilflosen Helfern". Es ging anfangs nur um den Zustand der ehrenamtlichen Mitarbeiter von Hilfsorganisationen wie „free clinics", therapeutischen Wohngemeinschaften, Kriseninterventionszentren oder auch Frauenhäusern. Der Begriff des Burnout ist in den USA weitaus gebräuchlicher und auch bekannter als in Europa. Der kulturelle Unterschied liegt vor allem darin, dass man in den USA heutzutage bereits bei jeder Art von Unlust und Unzufriedenheit im beruflichen wie im privaten Leben von „Ausgebranntsein" spricht. In Europa ist es hingegen vor allem der Begriff „Stress", den viele Menschen sehr häufig synonym benutzen (Ebd., S. 14f.).

Freudenberger (1974, S. 19) erklärte Burnout als einen Prozess des Sich-Entleerens und meinte damit primär das Erschöpfen der eigenen körperlichen und seelischen Reserven. Des Weiteren definierte er es als einen „Gefühlszustand, der begleitet ist von übermäßigem Stress und der schließlich persönliche Motivationen, Einstellungen und Verhalten beeinträchtigt."

Zum wissenschaftlichen Begriff wurde Burnout das erste Mal 1976, als die amerikanische Sozialpsychologin, Christina Maslach, den Versuch unternahm Burnout systematisch zu definieren. Hierzu entwickelte sie das Maslach Burnout Inventory (MBI), um die Häufigkeit und die Intensität von wahrgenommenem Burnout zu ermitteln (Vollmer, 1996, S. 17). Dieses MBI ist eine Methode, die auch heute noch zur Messung von Burnout eingesetzt wird. Nach Maslach ist Burnout ein Syndrom, das vor allem aus emotionaler Erschöpfung, Depersonalisierung und reduzierter Leistungsfähigkeit resultiert (Ebd.).

In der Literatur lassen sich viele verschiede Definitionsversuche finden, auf die im weiteren Verlauf allerdings nicht näher eingegangen wird, da dies den Umfang dieses Buches überschreiten würde.

Eine allgemein gültige Definition dieses Begriffes ist aufgrund dieser unterschiedlichen Betrachtungsweisen relativ schwierig. Nichtsdestotrotz lassen sich bei den vielen verschiedenen Definitionsversuchen auch Übereinstimmungen in der Literatur finden. Laut Moser (2001, S. 7) gibt es vor allem die Gemeinsamkeit, dass es sich bei Burnout um eine interne psychologische Erfahrung handelt, die Gefühle, Erwartungen, Einstellungen und Motive inkludiert und auch immer eine negative Erfahrung für das Individuum einschließt. Dies können beispielsweise negative Konsequenzen, Probleme und/oder Unannehmlichkeiten sein. Burnout ist demnach als eine Art Energieverschleiß zu verstehen, der aufgrund von inneren oder äußeren (Familie, Arbeit etc.) Überforderungen zu einer Erschöpfung des Individuums führt und ihr die Bewältigungsmechanismen rauben kann.

Obwohl Burnout im europäischen Raum nach wie vor noch nicht als Krankheit anerkannt ist, erscheint es besonders interessant, dass dieser Begriff im Punkt Z.73.0 der International Classification of Diseases (ICD 10) als Zustand der totalen Erschöpfung vorkommt und unter der Überschrift „Faktoren, die den Gesundheitszustand beeinflussen und zur Inanspruchnahme des Gesundheitswesens führen" (Meyer, 1994, S.12) erwähnt wird.

Die Symptome von Burnout sind von Person zu Person sehr verschieden. Freudenberger (1974, S. 19) beschreibt sie wie folgt: „Als physiologische Anzeichen zeigen sich Erschöpfung und Ermüdung (begleitet von Kopfschmerzen, Schlaflosigkeit, Magenbeschwerden usw.), auf der Verhaltensebene ist vermehrt Ärger, Irritation und Frustration sichtbar. Auch eine Art Größenwahn, wenn z.B. eine Person glaubt, nur noch sie selbst kann Veränderungen herbeiführen, während andere Mitarbeiter dazu gar nicht in der Lage seien. Der Verbrauch von Beruhigungsmitteln steigt. Die Meinungen werden rigide, stur und unflexibel.

Veränderungen und Fortschritt werden abgeblockt, weil die Person zu müde für neue Anpassungen ist."

Vollmer (1996, S. 60f.) hingegen nennt unter anderem die folgenden Zeichen und Symptome, die Personen aufweisen, wenn sie an Burnout leiden: Großer Wiederstand zur Arbeit zu gehen, Versagensgefühl, Ärger und Verstimmung, Schuld und Vorwurf, Entmutigung und Gleichgültigkeit, Negativismus, Isolierung und Rückzug, sich den ganzen Tag müde und erschöpft fühlen, häufiges Auf-die-Uhr Sehen, Verlust von positiven Gefühlen, Stereotypisierung von Klienten, Unfähigkeit sich auf Klienten zu konzentrieren oder zuzuhören, was sie sagen, Schlafstörungen, Vermeidung von Diskussionen über die Arbeit mit Kollegen, Häufige Erkältung und Grippe, Starrheit im Denken und Widerstand gegen Veränderungen, Misstrauen und Paranoia, Häufiges Fehlen am Arbeitsplatz

Burisch (1994, S. 36) entwickelte aus den verschiedenen Symptombildern, die weltweit existieren, sieben Oberkategorien.

1. Warnsymptome der Anfangsphase
2. Reduziertes Engagement
3. Emotionale Reaktionen, Schuldzuweisungen
4. Abbau
5. Verflachung
6. Psychosomatische Reaktionen
7. Verzweiflung

Er versteht den Begriff der Symptomatik eher so, dass das Auftreten eines Symptoms gleichzeitig auch immer die Wahrscheinlichkeit des Vorkommens anderer erhöht.

Für eine Entstehung von Burnout ist also eindeutig ein Ungleichgewicht zwischen den Anforderungen der Arbeitstätigkeit und den zur Verfügung stehenden Ressourcen zur Bewältigung dieser Anforderungen zu verstehen.

Wenn dieses Ungleichgewicht bestehen bleibt, kommt es in weiterer Folge zu einer Beanspruchung des Individuums, das sich in Erschöpfung, Anspannung und Reizbarkeit äußert. Eine besonders starke Ausprägung dieses Burnout-Prozesses ist vor allem dann gegeben, wenn sich die Berufstätigen vom Arbeitsstress distanzieren, sich zurückziehen und zynisch werden (Moser, 2001, S. 17). Wenn man sich nun die oben genannten Symptome und Burnout-Kategorien näher betrachtet, stellt sich die Frage, ob Personen bestimmte Merkmale aufweisen müssen, damit sie als gefährdeter gelten an einem Burnout-Syndrom zu erkranken als andere Menschen.

Vollmer (1996, S. 73f.) führt hierzu an, dass es stets vom jeweiligen Individuum abhängt, wie ein Problem betrachtet und vor allem wie mit diesem in weiterer Folge umgegangen wird. All dies hängt immer von der persönlichen Motivation eines Menschen ab. Hinzu kommt aber auch, dass sich sowohl das Verhalten als auch die persönliche Einstellung eines Menschen im Laufe des Lebens ändern kann. Eine Krankenschwester kann sich beispielsweise ausgebrannt fühlen, da sie seit Monaten ausschließlich im Nachdienst arbeiten muss, während dies eine andere Krankenschwester so gut wie kaum belastet. Experten gehen davon aus, dass Menschen mit einem stark ausgeprägten Verantwortungs- und Pflichtbewusstsein in einem höheren Maße Burnout-gefährdet sind als Menschen, die diese Eigenschaft nicht besitzen (Moser, 2001, S. 23). Wer sich beispielsweise nur auf Funktionen, Aufgaben und Sachverhalte konzentrieren muss, hat es auf jeden Fall leichter als Personen, die ständig mit Menschen zu tun haben. Vollmer (1996, S. 75) führt die folgenden typischen Merkmale Burnout-gefährdeter Menschen an:

- „Personen, die zur Ängstlichkeit neigen, sind anfälliger als Mutige.
- Ein geringeres Selbstwertgefühl stellt ein größeres Risiko dar als die Bewusstheit des Wertvollseins.
- Wer seinen Lebensweg konsequent nach selbstgesetzten Maßstäben beschreitet, ist eher gefeit als derjenige, der sich leicht irritieren und vom Weg abbringen lässt.

- Die Besorgten und eher zu Depressionen Neigenden trifft es eher als die positiv Denkenden.
- Burnout-Persönlichkeiten haben Schwierigkeiten, auf einer Erwachsenen-Ebene gesunde und reife Kompromisse zu schließen. Entweder muss es nach ihren Vorstellungen gehen oder sie geben anderen nach.
- Sie idealisieren ihren Job und hegen höchste Kompetenzerwartungen an sich selbst.
- Oft haben sie ein tiefsitzendes Negativ-Bild über ihre Mitmenschen und verdrängte aggressive Gefühle jenen gegenüber, für die sie sich so vehement einsetzen.
- Nicht selten wird eine Tendenz zur Rücksichtslosigkeit durch Freundlichkeit und Sanftmut kaschiert."

Burnout lässt sich in verschiede Phasen einteilen. Hierbei handelt es sich um einen Prozess, der nicht von heute auf morgen dazu führt, dass Menschen sich ausgebrannt fühlen, sondern sich teilweise über einen sehr langen Zeitraum erstreckt und individuell unterschiedlich verläuft. Nach Burisch (1994, S. 23) kann sich ein Burnout-Syndrom oft innerhalb weniger Monate entwickeln. Einerseits gibt es Menschen, die in weniger als einem Jahr total ausbrennen können. Andere hingegen verfügen über ein größeres Durchhaltevermögen und brauche viel länger, bis an einem Zustand der totalen Erschöpfung angekommen sind.

Freudenberger und North (1992, S. 32) sprechen von einem Burnout-Zyklus und unterteilen die 12 verschiedenen Stadien wie folgt:

Stadium 1: Der Zwang sich zu beweisen

Stadium 2: Verstärkter Einsatz

Stadium 3: Subtile Vernachlässigung eigener Bedürfnisse

Stadium 4: Verdrängung von Konflikten und Bedürfnissen

Stadium 5: Umdeutung von Werten

Stadium 6: Verstärkte Verleugnung der aufgetretenen Probleme

Stadium 7: Rückzug

Stadium 8: Beobachtbare Verhaltensänderungen

Stadium 9: Depersonalisation/Verlust des Gefühls für die eigene Persönlichkeit

Stadium 10: Innere Leere

Stadium 11: Depression

Stadium 12: Völlige Burnout-Erschöpfung

Wie sich feststellen ließ, bringen die alltäglichen Berufsbelastungen die Menschen zunehmend an ihr Limit. Besonders davon betroffen sind jene, die durch unregelmäßige Arbeitszeiten und Schichtdienst ihren Lebensunterhalt verdienen. Eine Vielzahl dieser Beschäftigten bezeichnet Hetze und Termindruck als stressauslösende Faktoren (F.A.Z.-Institut, 2009, S.4). Ein wesentliches Kriterium im Umgang mit stressigen Situationen liegt darin, sich den Ausgleich bei der Familie oder auch beim Sport zu holen (Spachtholz, 2005, S.10). Andererseits gibt es aber auch Menschen, die dem Druck der Erwartungen, die auf ihnen lasten, nicht standhalten können. Die Folge ist eine innere und körperliche Erschöpfung, eine Art von Hilflosigkeit, Ohnmachtsgefühl und Verzweiflung, die sich bei den Betroffenen breit macht (Künzler et al., 2010, S.197ff.).

Es sind aber längst nicht mehr nur die helfenden Berufe bzw. Sozialberufe (Krankenhauspersonal, Pädagogen, Rechtsanwälte), die zunehmend vom Burnout-Syndrom betroffen sind. Auch Angestellte anderer Berufszweige und sogar Studenten bzw. Pflegeschüler unterliegen den wachsenden Belastungen (Körner, 2002, S.17). Im Mittelpunkt dieses Buches stehen nur die Pflegepersonen, denn vor allem eine berufliche Tätigkeit im pflegerischen Bereich stellt häufig eine starke emotionale Belastung für die Angestellten dar (Rogge, 2005, S.20). „Ein sehr persönlicher Einsatz wird gefordert, die Person selbst gilt als therapeutisches Instrument. Therapeutische Erfolge, aber vor allem auch Misserfolge, können sich deswegen direkt auf das seelische Gleichgewicht und das Selbstwertempfinden auswirken" (Modestin et al., 1994, S. 12). Hinzu kommt, dass Patienten oft nur sehr selten ein positives Feedback an das Pflegepersonal zurückgeben. Auch schwierige und mitunter sehr anspruchsvolle Patienten sind keine Seltenheit im Alltag des Pflegepersonals. Ein weiterer Aspekt, der die Belastung verdeutlicht, die auf den Krankenpflegern lastet, ist die Tatsache, dass hohe Einsparungsmaßnahmen beim Pflegepersonal durchgeführt werden. Wenn Pflegekräfte eine hohe Zahl von Patienten zu versorgen haben, so erhöht dies ihren Zeit- und Verantwortungsdruck (Schmidt, 2004, S. 96). Kristel (1998) führt in seinem Buch folgende Hauptbelastungsfaktoren für Menschen, die in Pflegeberufen tätig sind, an: Die Notwendigkeit, sich auf unterschiedliche Dinge gleichzeitig zu konzentrieren, diffuses Tätigkeitsprofil, immenser Arbeitsumfang und Zeitdruck, häufige Arbeitsunterbrechungen, starke körperliche Beanspruchung, psychische Betroffenheit durch den Umgang mit Schwerkranken, Probleme mit Ärzten, Vorgesetzten und Mitarbeitern, schwierige Patienten und Angehörige, wenig Erfolgserlebnisse und geringe öffentliche Anerkennung.

Auch im Lehrberuf kann es schnell zu Überforderung und psychischem Stress kommen, denn Lehrer haben in unserer Gesellschaft einen ambivalenten Stand. Einerseits werden sie teilweise abwertend beurteilt – ganz nach dem Motto, dass Lehrer alles besser wissen - und andererseits wird ihre Arbeitsleistung (aufgrund der vielen Ferien) oft belächelt. Hinzu kommt aber noch die Tatsache, dass Pädagogen auch als Autoritäten und Respektspersonen gelten. Vor allem Eltern erwarten von ihnen Kompetenz, Durchsetzungs- und Einfühlungsvermögen (Meidlinger, Enders, 1997, S. 36).

Es ist von großer Bedeutung diesem negativen Stress auf individuelle Art entgegenzuwirken, um gesundheitsschädigende Spätfolgen zu verhindern. Für jeden Menschen bedeutet Stressabbau etwas anderes. Für den einen bedeutet es beispielsweise Ruhe und Abschalten, für den anderen bedeutet es Aktivität und Ablenkung. Wichtig ist, dass in jedem Fall eine Auszeit genommen wird, in der man für unangenehme Stressoren unerreichbar ist (Hölzer, 2003, S. 126). Methoden und alternative Therapien, die bei regelmäßiger Durchführung dazu verhelfen können das Burnout-Risiko zu reduzieren, sind folgende: autogenes Training, progressive Muskelentspannung, diverse Massagetechniken, Yoga, Meditation, die Anwendung von Aromatologie oder einfach nur eine gesunde Lebensführung mit Sport und gesunder Ernährung (Schmidt, 2004, S. 47).

Ziel dieses Buches ist es sowohl aufzuzeigen, inwieweit Pflegepersonen und Pflegepädagogen gefährdet sind, am Burnout-Syndrom zu erkranken, als auch alternative Therapien und Interventionen vorzustellen, womit das Burnout-Syndrom bei Pflegepersonen und Lehrern reduziert werden kann.

2 Methodik

In der vorliegenden Studie wurde als Methode ein systematischer Review gewählt. Ein systematischer Review ist eine wissenschaftliche Arbeit, in dem von einer klar formulierten Fragestellung ausgehend relevante Literatur identifiziert, anhand explizierter Kriterien systematisch selektiert und ihre Qualität bewertet wird (Kunz et al., 2009, S. 2).

2.1 Forschungsfragen

Ableitend von der Zielsetzung können folgende Forschungsfragen formuliert werden:

1. Inwieweit ist das Pflegepersonal und Lehrer gefährdet am Burnout-Syndrom zu erkranken?

2. Welche alternativen Therapien und Interventionen reduzieren das Burnout-Risiko bei Pflegepersonen und Lehrern?

2.2 Suchstrategien und Suchbegriffe

Beide Forschungsfragen wurden mithilfe der systematischen Literaturrecherche und der anschließenden Analyse dieser Literatur beantwortet. Die Literaturrecherche wurde in den Monaten Februar 2010 bis Juni 2010 in folgenden Datenbanken durchgeführt: CINAHL, PubMed, Gerolit, DIMDI. Gesucht wurde mit den Suchbegriffen bzw. zusammengestellten Aneinanderreihungen von Wörtern wie: „Burnout", „Pflegepersonal", „Lehrer", „Pädagogen", „Pflegeschüler", „Burnout in der Pflege", „Stress am Arbeitsplatz", „psychische Belastung in der Arbeit", „Burnout-Entwicklung", „Burnout-Modelle", „Interventionen", „Risiko", „Reduktion", „Minimierung", „Studien-Burnout", „risk", „stress at work", „being stressed", „burnout", „work", „teacher", „nurse", „medicine", to reduce burnout", „to provide burnout", „school", feeling stressed", „development". Die verwendeten Suchbegriffe und Wortgruppen werden durch die Zeichen „+, -, &" oder durch die Wörter „und"/, „oder" miteinander verbunden.

2.3 Ein- und Ausschlusskriterien

Es wurden Studien nach folgenden Kriterien ausgewählt:

- Alternative und therapeutische Interventionen gegen Burnout
- Publikationen von 1999-2010
- Englisch oder Deutsch
- Designs: Qualitative und quantitative, systematische Review, Metaanalyse
- Fragestellung, Zielsetzung und Ergebnisse bezogen auf Burnout-Syndrom
- Risikohäufigkeit, dass Krankenpfleger, psychiatrische Krankenpfleger, psychiatrische Kinder- und Jugendkrankenpfleger, Pflegehelfer und Lehrer an Burnout erkranken.

Als Ausschlusskriterien gelten:

- Studien vor dem Jahr 1999
- Andere Berufsgruppen im Gesundheitswesen

Im Folgenden ist das Suchprotokoll dargestellt, um zu verdeutlichen, mit welchen Suchinstrumenten und Suchbegriffen gesucht wurde und um aufzuzeigen, wie viele Treffer sich ergeben haben.

Such-instrument	Sucheingabe (Suchbegriffe, Verknüpfungen, Einschränkungen)	Treffer	Relevante Treffer
CINAHL	Burnout und Pflegepersonal und Lehrer und Pädagogen und Pflegeschüler, Burnout in der Pflege, Stress am Arbeitsplatz, psychische Belastung in der Arbeit, Burnout-Entwicklung, Burnout Modelle, Interventionen, Risiko, Reduktion, Minimierung, Studien-Burnout, risk and/or stress at work, being stressed, burnout and work and teacher and nurse and medicine and school, to reduce burnout, to provide burnout, feeling stressed, development, burnout types, burnout model, burnout study Limits: 1999-2010, English, German	3.368.122	7
PubMed	risk and/or stress at work, being stressed, burnout and work and teacher and nurse and medicine and school, to reduce burnout, to provide burnout, feeling stressed, development, burnout types, burnout model, burnout study Limits: 1999-2010, English	82.321	2
Gerolit	Burnout und Pflegepersonal und Lehrer und Pädagogen und Pflegeschüler, Burnout in der Pflege, Stress am Arbeitsplatz, psychische Belastung in der Arbeit, Burnout-Entwicklung, Burnout Modelle, Interventionen, Risiko, Reduktion, Minimierung, Studien-Burnout Limits: 1999-2010, German	124.564	3
DIMDI	Burnout und Pflegepersonal und Lehrer und Pädagogen und Pflegeschüler, Burnout in der Pflege, Stress am Arbeitsplatz, psychische Belastung in der Arbeit, Burnout-Entwicklung, Burnout Modelle, Interventionen, Risiko, Reduktion, Minimierung, Studien-Burnout, risk and/or stress at work, being stressed, burnout and work and teacher and nurse and medicine and school, to reduce burnout, to provide burnout, feeling stressed, development, burnout types, burnout model, burnout study Limits: 1999-2010, English, German	2.930	1

3 Darstellung der Ergebnisse

In diesem Kapitel werden nun die Forschungsergebnisse hinsichtlich der 13 verwendeten Studien angeführt. Die Darstellung der Ergebnisse erfolgt zunächst in Tabellenform, später dann auch in Textform. Die folgende Tabelle gibt Aufschluss über die wichtigsten Merkmale und Eigenschaften der Studien. Die Reihenfolge beruht auf einer alphabetischen Ordnung der Autoren.

Autoren	Thematische Zuordnung		Land der Publikation							Jahr der Publikation			Methode			Sprache	
	Sicht des Patienten	Sicht der Pflegeperson	USA	Deutschland	Schweiz	Türkei	Italien	Australien	Österreich	1995 - 2000	2001 - 2004	2005 - 2010	quantitativ	qualitativ	Review	Englisch	Deutsch
Aries und Ritter, 1999		■			■					■			■	■			■
Cook et al., 2007		■						■				■	■			■	
Fischer, 2002		■		■							■		■				■
Günüsen, 2009		■				■						■		■		■	

Autoren	Thematische Zuordnung		Land der Publikation							Jahr der Publikation			Methode			Sprache	
	Sicht des Patienten	Sicht der Pflegeperson	USA	Deutschland	Schweiz	Türkei	Italien	Australien	Österreich	1995 - 2000	2001 - 2004	2005 - 2010	quantitativ	qualitativ	Review	Englisch	Deutsch
Hausmann, 2008		■							■			■			■		■
Marx, 2001		■							■		■				■		■
Maunz, 1999		■							■	■			■				■
Nindl, 2003		■							■		■		■				■
Pipe et al., 2009		■	■									■		■		■	
Rauin, 2001				■								■	■				■
Schaarschmidt et al., 2000				■							■		■				■
Straßer et al., 2009		■							■			■	■				■
Quattrin et. al., 2006		■					■					■	■			■	

12

Die folgende Tabelle gibt einen Überblick über die 13 verwendeten Studien inklusive Art der Studie, Stichprobe und deren wichtigste Ergebnisse. Auch diese Reihenfolge beruht auf einer alphabetischen Ordnung der Autoren.

Autoren	Art der Studie	Stichprobe	Ergebnisse
Aries und Ritter, 1999	Längsschnittstudie	523 Pflegende (90% weiblich, 10% männlich), die in einem Spital, Pflegeheim oder in der Psychiatrie beschäftigt sind	Pflegende mit Burnout fühlen sich durch Zeit- und Verantwortungsdruck überfordert, sie fühlen, dass sie weniger Handlungsspielraum haben, leiden unter mangelndem Feedback, fühlen sich zu stark kontrolliert Die Arzt- Pflegepersonal Beziehung ist bei der Burnout-Gruppe sehr schlecht Pflegende mit Burnout zeigen größte Unzufriedenheit bezüglich der Arbeitszeiten und der Bezahlung
Cook et al. 2007	Querschnittstudie	47 MitarbeiterInnen einer Notaufnahmestation eines Krankenhauses in Australien	Durch die regelmäßige Anwendung der Aromatherapiemassagen konnten die MitarbeiterInnen Stress abbauen und beurteilten ihren beruflichen Alltag nicht mehr so negativ Das Pflegepersonal fühlte sich erholter und gab an mit mehr Kraft an die Arbeit zu gehen Das Stresslevel aller TeilnehmerInnen verringerte sich und sie gaben nach dem Training an mit ihrem Beruf zufriedener zu sein

13

Autoren	Art der Studie	Stichprobe	Ergebnisse
Fischer, 2002	Längsschnittstudie	60 MitarbeiterInnen eines Krankenhauses in Berlin Alterskohorte: 21-49 Jahre Geschlechterverteilung: 48 weiblich, 12 männlich	Alle durchgeführten Übungen (autogenes Training, progressive Muskelentspannung nach Jacobsen und Qigong) führten dazu, dass sich die TeilnehmerInnen entspannter fühlten Sie gaben an, dass sie sich mehr auf die Arbeit freuten und auch der häufigen Konfrontation mit Leid nicht mehr so negativ gegenüber standen wie zuvor Während 40% vor Beginn des Trainings angaben, häufiger über einen Jobwechsel nachzudenken, gaben dies nur noch 13% nach dem Training an
Günüsen, 2009	Querschnittstudie	72 Pflegende zwischen 21 und 45 Jahren, die je nach der Länge ihrer Arbeitserfahrung in Gruppen eingeteilt wurden	Pflegende mit Burnout beschreiben ihre Arbeit als pflegerische Belastung, leiden unter dem enormen Zeitdruck und fühlen sich vom Team und den Ärzten missverstanden Sie klagen über den Arbeitsumfang, die mangelnde Eigenständigkeit resultierend aus dem Zeitdruck, über die Beziehung zwischen den ÄrztInnen und dem Pflegepersonal sowie über einen Mangel an Unterstützung von den Kollegen Pflegende mit Burnout wünschen sich eine gute Beziehung innerhalb des Stationsteams, weniger Nachtarbeit, mehr Geld und Sicherheit

Autoren	Art der Studie	Stichprobe	Ergebnisse
Hausmann, 2008	/	/	Vor allem helfende Berufe, bei denen die Interaktion mit Menschen im Mittelpunkt steht und die häufige Konfrontation mit Leid, negativen Gefühlen und Stress mit sich bringen, sind von Burnout betroffen
			Eine österreichische Studie ergab, dass rund 1/3 aller befragten Pflegepersonen mehrmals im Jahr daran denken ihren Beruf zu wechseln
			Besonders gefährdet sind Pflegende, die länger als 10 Jahre in ihrem Beruf sind
			Die Burnout-Belastung ist auf Stationen besonders hoch, wenn der/die Vorgesetzte selbst das Burnout-Syndrom hatte sowie bei Personen, die mehr als 40 Stunden pro Woche arbeiten
			Soziale Unterstützung durch Kollegen und Vorgesetzte zeigte einen mindernden Effekt bezüglich emotionaler Erschöpfung und Depersonalisierung
			Besonders belastend empfinden die PflegerInnen den Zeitdruck, die hohe Arbeitsbelastung, die Nacharbeit und die zu geringe Unterstützung durch das Team und/oder die Vorgesetzten

Autoren	Art der Studie	Stichprobe	Ergebnisse
Marx, 2001	/	/	Das Burnout-Syndrom ist zu einem allgegenwärtigen Problem in der Pflege geworden Immer mehr Pflegende leiden unter: Mangel an Autonomie und Feedback, Zeitdruck, schlechte Beziehungen zu MitarbeiterInnen und ÄrztInnen sowie unter dem hohen Arbeitstempo und der Nachtarbeit Zur Verhinderung von Burnout sollten gute Vorgesetzte vor allem darauf achten, welche Lasten sie den einzelnen MitarbeiterInnen zumuten können, wie sie helfen können große Belastungen besser zu ertragen und vor allem wie sie Belastungen reduzieren können
Maunz, 1999	Querschnittstudie	28 Pflegeteams (= 28 leitende Pflegekräfte und 275 MitarbeiterInnen) einer allgemeinen-medizinischen Krankenanstalt ohne psychiatrische Krankenpflege in Wien	Der Führungsstil einer/s Stationsschwester/-pflegers ist entscheidend für die Burnout-Gefährdung der Pflegekräfte Pflegeteammitglieder, die ihre/n Stationsschwester/-pfleger als laissez-faire Führungsperson wahrnehmen, weisen eine signifikant höhere Burnoutausprägung auf Je transformaler ein Team geführt wird, desto geringer ist die emotionale Erschöpfung unter dem Pflegepersonal Drei Faktoren beeinflussen die Stärke des Burnout: die durchschnittliche Wochenarbeitszeit, das Ausmaß an sozialer Unterstützung, die Teilnahme an krankenhaus-externer Fortbildung Hohe Führungsqualität hemmt nicht nur Burnout-Prozesse bei MitarbeiterInnen, sondern fördert gleichzeitig die Teameffektivität und die Zufriedenheit der MitarbeiterInnen

Autoren	Art der Studie	Stichprobe	Ergebnisse
Nindl, 2003	Querschnittstudie	63 Lehrerinnen und 42 Lehrer aus Salzburg, die an Volksschulen, Hauptschulen, Sonderschulen und höheren Schulen unterrichten 12% waren 20-29 Jahre, 30% zwischen 30 und 39 Jahre, 49% zwischen 40 und 49 Jahre und 9% zwischen 50 und 60 Jahre alt	Es gibt einen eindeutigen Zusammenhang zwischen dem Grad des Burnout und dem Ausmaß an mangelnder Sinnerfüllung - sinnerfüllte Lehrer leiden fast nie unter Burnout Mangelnde existentielle Sinnerfüllung steht in einem engen Zusammenhang zum Erleben von emotionaler Erschöpfung, reduzierter persönlicher Leistungsfähigkeit und zu Depersonalisierung Das Erleben von Werteverlust, die Verstrickung in Wertkonflikte und die Erfahrung von Sinnlosigkeitsgefühlen wirkt sich negativ auf das leiblich-seelisch-geistige Wohlbefinden aus und stellt eine erhebliche Gefahr für das Auslösen von psychosomatischen Reaktionen dar
Pipe et al., 2009	Längsschnittstudie	33 Pflegende (27 weiblich, 6 männlich)	Stressmanagement Methoden wie Meditation und Entspannungstechniken haben bei über 80% der Pflegenden zu einer Verbesserung hinsichtlich ihres Erschöpfungszustandes geführt Die Befragten zeigten deutlich geringere Anzeichen von Stress, klagten weniger über ihre Arbeitssituation, gaben an, dass die Arzt-Pflegepersonal Beziehung besser funktioniert und können besser einschlafen Die Pflegenden bezeichneten nach dem Training Stress als etwas Positives

Autoren	Art der Studie	Stichprobe	Ergebnisse
Rauin, 2001	Längsschnittstudie	1100 LehrerInnen in Deutschland, die an unterschiedlichen Schulen tätig sind	17% der LehrerInnen fühlen sich bereits nach 6 Monaten im Beruf erschöpft
			38% fühlen sich nach einem Jahr stark überfordert und erschöpft, weitere
			16 % fühlen sich leicht überfordert
			Sie klagen vor allem über den Umgang mit Problemschülern, über die anspruchsvollen Erwartungen der Eltern, fehlende Anerkennung und die Arbeitszeiten
Schaarschmidt et al., 2000	Querschnittstudie	3176 LehrerInnen aus verschiedenen Regionen in Österreich, Polen und Deutschland	Den LehrerInnen fällt es besonders schwer in der Freizeit die Gedanken von der Schule zu lösen
			Lehrer-Schüler-Konflikte belasten die befragten LehrerInnen enorm
			64% leiden regelmäßig unter Angstgefühlen, hier speziell unter Konfliktangst, Versagensangst und Existenzangst
			37% gaben an unter körperlichen Problemen wie Wirbelsäulenschäden oder Kreislaufproblemen zu leiden
			Der größte Teil der Lehrer, die an Burnout leiden, unterrichtet in Grundschulen oder Gymnasien
			Am häufigsten genannte Belastungsfaktoren: zu große Klassen, demotivierte und undisziplinierte Schüler, hohe Stundenanzahl

Autoren	Art der Studie	Stichprobe	Ergebnisse
Straßer et al., 2009	Querschnittstudie	176 MitarbeiterInnen des Akutpflegebereichs eines Krankenhauses in Oberösterreich Geschlechterverteilung: 83,5% Frauen und 16,5 % Männer Alterskohorte: 21-57 Jahre	Fast 60% aller MitarbeiterInnen erleben keine persönliche Erfüllung und sind durch emotionale Erschöpfung sowie Depersonalisierung gekennzeichnet MitarbeiterInnen mit einer Verweildauer von bis zu 10 Jahren erleben mehr persönliche Erfüllung als MitarbeiterInnen, die länger als 10 Jahre in ihrem Beruf tätig sind Pflegende, die an gesundheitsfördernden Seminaren teilnehmen, weisen weniger Burnout-Symptome und einen höheren Wert an persönlicher Erfüllung auf Besonders belastend empfinden die MitarbeiterInnen die unzureichende materielle Belohung, den starken Zeitmangel sowie die zusätzlichen Tätigkeiten (wie administrative Tätigkeiten), die neben den pflegerischen Tätigkeiten ausgeführt werden müssen MitarbeiterInnen, die regelmäßig positives Feedback von ihren Vorgesetzten erhalten, zeigen weniger Burnout-Faktoren

Autoren	Art der Studie	Stichprobe	Ergebnisse
Quattrin et al., 2006	Querschnittsstudie	100 MitarbeiterInnen einer Krebsstation in einem Krankenhaus in Italien	35% leiden unter Burnout und fühlen sich total erschöpft und depersionalisiert Von den 35%, die unter Burnout leiden, würden 47% gerne den Beruf wechseln Die beiden häufigsten Gründe für die emotionale Erschöpfung waren die schlechte Beziehung zu den KollegInnen sowie die starke Arbeitsbelastung mit Nachtschichten und Zeitdruck 90% all derjenigen, die es sich ausgesucht haben auf einer Krebsstation tätig zu sein, weisen keine Burnout-Symptome auf Hingegen weisen 62% all derjenigen, die es sich nicht ausgesucht haben, auf einer Krebsstation zu arbeiten, Burnout-Symptome auf

Die folgende Darstellung der wichtigsten Ergebnisse der 13 Studien in Textform unterteilt sich nach den beiden Forschungsfragen.

Studien und deren Ergebnisse bezüglich Forschungsfrage 1:

Inwieweit ist das Pflegepersonal und Lehrer gefährdet am Burnout-Syndrom zu erkranken?

In der Längsschnittstudie von Aries und Ritter mit dem Titel *Pflegende mit und ohne Burnout: Ein Vergleich* wurde eine Kombination aus zwei Methoden gewählt: eine zweimalige schriftliche Befragung und eine qualitative Untersuchung in Form von Interviews. Die schriftliche Befragung erfolgte im Abstand von 6 Monaten. Das Ziel der qualitativen Vertiefungsstudie war es, das Phänomen Burnout mit offenen Fragen und somit stärker subjektivbezogen zu untersuchen. Mit der quantitativen Untersuchung sollten vorwiegend demographische Daten erhoben werden. Insgesamt konnten 523 Pflegende eruiert werden, von denen 90% weiblich und 10% männlich waren. Zur Auswertung der quantitativen Daten wurde das SPSS verwendet und die Auswertung der qualitativen Interviews erfolgte mittels Inhaltsanalyse nach Mayring. Bei dieser Untersuchung zeigte sich, dass sich Pflegende mit Burnout im Vergleich zu Pflegenden ohne Burnout stärker durch den Zeit- und Verantwortungsdruck überfordert fühlen, weniger Handlungsspielraum haben und mehr unter mangelndem Feedback leiden. Hinzu kommt, dass sich Pflegende mit Burnout viel stärker kontrolliert fühlen als ihre KollegInnen ohne Burnout-Symptome. Auch die Arzt-Pflegepersonal-Beziehung und das Verhältnis der Pflegenden im Team sind bei der Burnout-Gruppe schlechter als bei Personen, die keine Burnout-Symptome aufweisen. Die größte Unzufriedenheit zeigte die Burnout-Gruppe bezüglich der Bezahlung und der Arbeitszeiten. Ein weiterer Aspekt ist, dass die burnoutfreien Pflegenden gleich viele positive wie negative Aspekte bezüglich ihrer Arbeitsstelle aufzählten. Bei der Burnout-Gruppe hingegen überwogen die negativen Aspekte sehr stark. Alle Pflegenden der Burnout-Gruppe berichteten zudem von dem regelmäßigen Gedanken aus dem Beruf auszusteigen, da sie mit den Arbeitsbedingungen und vor allem mit dem Zeitdruck sowie der mangelnden Unterstützung durch das

Team nicht mehr zurecht kommen. In dieser empirischen Untersuchung konnte außerdem gezeigt werden, dass während den 6 Monaten die Resignation in der Burnout-Gruppe stark zugenommen hat. Bei den burnoutfreien Pflegenden hingegen ist dieser Wert stabil geblieben (Aries/Ritter, 1999, S. 83 ff.).

Die qualitative Studie von Günüsen et al. mit dem Titel *Turkish nurses perspectives on a program to reduce burnout* wurde am University Hospital in Izmir (Türkei) für 7 Wochen durchgeführt. Insgesamt wurden 72 Burnout-Pflegende (die zuvor aus 346 Pflegenden klassifiziert wurden) zwischen 21 und 45 Jahren in Gruppendiskussionen befragt, was sie in ihrem Beruf besonders belastet und welche Wünsche sie an ein Programm zur Reduzierung von Burnout haben. Die Gruppen wurden aber nicht willkürlich eingeteilt, sondern je nach der Länge ihrer Arbeitserfahrung. Jede Gruppe wurde ein Mal pro Woche befragt, so dass alle TeilnehmerInnen insgesamt an 7 Gruppendiskussionen teilnahmen. Die Ergebnisse dieser Studie zeigten, dass die Pflegenden mit Burnout ihre Arbeit als pflegerische Belastung empfinden, stark unter dem enormen Zeitdruck leiden und sich zudem von den ÄrztInnen und auch vom Team missverstanden fühlen. Vor allem der Umfang ihrer Arbeit und die mangelnde Eigenständigkeit, die wiederum aus dem starken Zeitdruck resultiert, macht den Burnout-Pflegenden sehr zu schaffen. Hinzu kommt, dass 72 % aller Befragten über einen Mangel an Unterstützung seitens des Teams und anderer KollegInnen klagten. Bezüglich der Wünsche an ein Burnout-Programm gaben sie an, dass es auf jeden Fall so aufgebaut sein sollte, dass am Ende eine gute Beziehung innerhalb des Stationsteams ermöglicht wird. Außerdem wünschen sie sich mehr Verständnis dafür, dass weniger Nachtarbeit gewollt wird und sind der Meinung, dass sie für ihre Arbeit mehr Geld und Sicherheit erhalten sollten (Günüsen, 2009, S. 237 ff.).

Hausmann führt in dem Review *Burnout-Symptome bei österreichischen PflegerInnen* einige Ergebnisse aus Studien an, die sich allesamt mit dem Thema Burnout beschäftigen. Er beschreibt, dass durch die vielen Studien, die es mittlerweile gibt, ersichtlich wurde, dass vor allem soziale und helfende Berufe, bei denen die Interaktion mit anderen Menschen im Zentrum steht und die häufige Konfrontation mit negativen Gefühlen Stress mit sich bringt, bei vielen Pflegenden zu Burnout führt. Eine Studie hat beispielsweise ergeben, dass in Krankenhäusern und Pflegeheimen die Burnout-Werte bedeutend höher sind als bei ambulanten Pflegediensten. Außerdem kommt hinzu, dass je höher die Werte für Burnout liegen, desto häufiger nennen Pflegepersonen den Gedanken, den Beruf zu verlassen. In einer anderen Studie wurden 1.645 Pflegepersonen im Rahmen des Österreichischen Pflegeberichts mittels dem Burnout Inventory befragt und es kam heraus, dass rund ein Drittel der Befragten mehrmals jährlich daran denken den Beruf zu wechseln. Eine andere Studie, die mit 823 Personen, die in Österreich in Sozial- und Pflegeberufen tätig waren, durchgeführt wurde, ergab, dass rund 18% der Befragten als stark burnoutgefährdet und weitere 31% als leicht burnoutgefährdet eingestuft wurden. Personen, die in der Stadt leben, weisen beispielsweise höhere Burnout-Werte auf als Personen, die in einem Ort wohnen, der weniger als 50.000 Einwohner hat. Außerdem konnte ermittelt werden, dass die Burnout-Belastung auf Stationen besonders hoch ist, wenn der/die Vorgesetzte selbst das Burnout-Syndrom hatte sowie bei Personen, die mehr als 40 Stunden pro Woche arbeiten. Eine andere Studie konnte zeigen, dass soziale Unterstützung durch KollegInnen und Vorgesetzte einen mindernden Effekt bezüglich der emotionalen Erschöpfung und Depersonalisierung zeigt. Als besonders belastend empfinden die PflegerInnen den Zeitdruck, die hohe Arbeitsbelastung, die Nachtarbeit und die zu geringe Unterstützung durch das Team und/ oder die Vorgesetzten (Hausmann, 2008, S. 297 ff.)

Marx weist in dem Review *Pflegemanagement am Beispiel von Führungsaspekten zum Burnout-Syndrom* primär auf drei Aspekte hin: 1. Das Burnout-Syndrom ist zu einem allgegenwärtigen Problem in der Pflege geworden, 2. Immer mehr Pflegende leiden unter dem Mangel an Autonomie und Feedback, Zeitdruck, schlechten Beziehungen zu MitarbeiterInnen und ÄrztInnen sowie unter dem hohen Arbeitstempo und der Nachtarbeit. 3. Zur Verhinderung von Burnout sollten gute Vorgesetzte vor allem darauf achten, welche Lasten sie den einzelnen MitarbeiterInnen zumuten können, wie sie helfen können große Belastungen besser zu ertragen und vor allem wie sie Belastungen reduzieren können. Weiters führt Marx an, dass ein Umdenken bei den Vorgesetzen einsetzen muss, damit das Personal trotz hoher Belastung gerne arbeitet und vor allem psychisch stabil bleibt. Durch mangelnde Unterstützung können Pflegende seelisch zu stark belastet werden und in weiterer Folge schließlich ausbrennen (Marx, 2001, S. 27).

Die quantitative Studie von Maunz mit dem Titel *Burnoutprävention durch Erhöhung der Führungsqualität* wurde an der Abteilung für Angewandte Psychologie in Wien in einem österreichischen Schwerpunktkrankenhaus durchgeführt. Es sollte herausgefunden werden, welchen Einfluss der Führungsstil von leitenden Pflegepersonen auf die Burnoutausprägung der MitarbeiterInnen hat. Insgesamt wurden 28 Pflegeteams (28 leitende Pflegekräfte und 275 MitarbeiterInnen) einer allgemein-medizinischen Krankenanstalt ohne psychiatrische Krankenpflege einbezogen. Alle Pflegeteams stammten entweder aus dem stationären, ambulanten oder aus dem OP-Bereich. Diese wurden mit standardisierten Fragebögen befragt. Vor der Darstellung der Ergebnisse sollen an dieser Stelle kurz die drei verschiedenen Führungsstile nach Bass und Avolio angeführt werden, um die Ergebnisse besser verstehen zu können. Es lassen sich folgende Führungsstile unterscheiden: *Der transformationale Führungsstil* gilt als die höchste Führungsqualität und ist gekennzeichnet durch den Grad des Vertrauens und Respekts gegenüber der Führungsperson, die sich durch die Vermittlung inspirierender Ziele, durch konstruktive Problemlösungskompetenz sowie empathische Lenkung und Förderung des Mitarbeiters auszeichnet. Der *transaktionale Führungsstil* gilt als Ausdruck einer mittleren Führungsqualität. Er ist charakterisiert durch klare Vereinbarungen zwischen Führungspersonen und Mitarbeitern bezüglich erwarteter Leistungen und finanzieller wie auch nicht-finanzieller Honorierung. Der *laissez-faire Führungsstil* ist gekennzeichnet durch die geringste Führungsqualität. Die Führungsperson kümmert sich weder ausreichend um die Arbeitsergebnisse noch um die Bedürfnisse der MitarbeiterInnen, sie gibt keine klaren Anweisungen zum Arbeitsablauf, vermeidet es, Entscheidungen zu treffen und ist im Problemfall meist schwer erreichbar. Die Studie von Maunz hat nun hinsichtlich der Verbindung von Burnout und

Führungsstil ergeben, dass Pflegeteammitglieder, die ihre/n Stationsschwester/-pfleger als laissez-faire Führungsperson wahrnehmen, eine signifikant höhere Burnoutausprägung aufweisen. Auf der anderen Seite haben MitarbeiterInnen, die ihren Vorgesetzten als transformationale oder transaktionale Führungsperson wahrnehmen, eine signifikant geringere Burnoutausprägung. Maunz führt an, dass je transformationaler geführt wird, desto geringer die emotionale Erschöpfung des Mitarbeiters ist und desto höher ist seine Leistungsfähigkeit. Ein weiteres Ergebnis dieser Untersuchung war es, dass drei Faktoren gefunden wurden, die das Burnout von Pflegepersonen stark beeinflussen. Dies sind die durchschnittliche Wochenarbeitszeit (je höher diese ist, desto eher kommt es zu emotionaler Erschöpfung), das Ausmaß an sozialer Unterstützung sowie die Teilnahme an krankenhaus-externer Fortbildung. MitarbeiterInnen, die sich regelmäßig fortbilden, fühlen sich emotional ausgeglichener als Personen ohne Fortbildung (Maunz, 1999, S. 32 ff.).

In der quantitativen Studie von Nindl mit dem Titel *Zwischen existentieller Sinnerfüllung und Burnout* wurden 63 Lehrerinnen und 42 Lehrer aus dem Bundesland Salzburg, die an Volksschulen, Hauptschulen, Sonderschulen und höheren Schulen unterrichten, bezüglich Burnout befragt. In dieser Studie ging es vor allem darum den Zusammenhang von Burnout und Sinnerfüllung zu erheben. Die Ergebnisse haben gezeigt, dass es einen eindeutigen Zusammenhang zwischen dem Grad des Burnout und dem Ausmaß an mangelnder Sinnerfüllung gibt. Es konnte nachgewiesen werden, dass sinnerfüllte Lehrer fast nie an Burnout leiden. Mangelnde existenzielle Sinnerfüllung steht in einem engen Zusammenhang zum Erleben von emotionaler Erschöpfung, reduzierter persönlicher Leistungsfähigkeit und zu Depersonalisierung. Das Erleben von Werteverlust sowie die Verstrickung in Wertkonflikte und die Erfahrung von Sinnlosigkeitsgefühlen wirken sich negativ auf das leiblich-seelisch-geistige Wohlbefinden aus und stellen eine erhebliche Gefahr für das Auslösen von psychosomatischen Reaktionen dar. Außerdem konnte gezeigt werden, dass es einen signifikanten Zusammenhang zwischen Burnout und körperlich-funktionellen sowie psychischen Beschwerden gibt. Burnout konnte als Erschöpfungssyndrom mit den Faktoren emotionale Erschöpfung, körperliche Schwäche und geistige Leere sowie Orientierungslosigkeit bestätigt werden (Nindl, 2003, S. 15).

In der quantitativen Studie mittels Fragebogen von Rauin mit dem Titel *Im Beruf schnell überfordert* wurden 1.100 LehrerInnen in Deutschland, die noch nicht länger als 6 Monate im Beruf waren, per Zufallsprinzip ausgewählt und anschließend zur Untersuchung heran gezogen. Befragt wurden sie zwei Mal mit einem Abstand von 6 Monaten. In den Ergebnissen dieser Studie lässt sich erkennen, dass sich 17% aller befragten LehrerInnen bereits 6 Monate nach ihrem Berufsstart erschöpft fühlen und erste Burnout-Symptome aufweisen. Nach einem Jahr im Beruf sind es bereits 38%, die sich überfordert und erschöpft fühlen, weitere 16% fühlen sich leicht überfordert. Die größten Schwierigkeiten sehen sie im Umgang mit Problemschülern, den anspruchsvollen Erwartungen der Eltern sowie der fehlenden Anerkennung und den Arbeitszeiten. Interessant erscheint vor allem, dass 60% derjenigen, die angegeben haben, sich nach einem Jahr im Beruf erschöpft zu fühlen und Burnout-Symptome aufwiesen, auch angaben, dass sie bereits im Studium überfordert und wenig engagiert gewesen sind (Rauin, 2001, S. 60 ff.).

Bei der quantitativen Querschnittstudie von Schaarschmidt et al. mit dem Titel *Bewältigung psychischer Anforderungen durch Lehrkräfte* wurden 3176 LehrerInnen aus verschiedenen Regionen in Österreich, Deutschland und Polen mittels Fragebogen bezüglich ihrer Belastungen im Berufsalltag befragt. Die Teilnahme erfolgte auf Grundlage der Freiwilligkeit. Das Untersuchungsmaterial wurde an alle Schulen versandt, die ihr Interesse an einer Mitarbeit signalisierten. Die Angaben wurden hierbei anonym erhoben. Die Ergebnisse zeigen, dass es den LehrerInnen große Schwierigkeiten bereitet ihre Gedanken in der Freizeit von der Schule zu lösen. Besonders die Lehrer-Schüler Konflikte belasten die Befragten stark. Hinzu kommt, dass 64% angegeben haben regelmäßig unter Angstgefühlen wie Konfliktangst, Existenzangst oder auch Versgagensangst zu leiden. Weitere 37% gaben an unter körperlichen Problemen wie

Wirbelsäulenschäden oder Kreislaufproblemen zu leiden. Besonders interessant erscheint die Tatsache, dass bei LehrerInnen, die in Grundschulen oder Gymnasien tätig sind, das Burnout-Risiko am höchsten liegt. Die Autoren gehen davon aus, dass beide Schulformen offensichtlich besonders dazu geeignet sind, Engagement und somit eben auch Überengagement zu produzieren. Dies führen sie auf die mehrheitlich noch aufnahmebereiten und dankbaren Schüler der Grundschule und auf die höheren fachlichen Herausforderungen des Gymnasiums zurück. Die am häufigsten genannten Belastungsfaktoren waren: zu große Klassen, demotivierte und undisziplinierte Schüler sowie die zu bewältigende wöchentliche Stundenanzahl. Diese drei Faktoren wirken aber natürlich nicht isoliert für sich. Eine Erhöhung der Pflichtstundenanzahl wird vor allem dann zum spürbaren Belastungsfaktor, wenn damit die Wirkung besonders problematischer Arbeitsbedingungen (wie zu große Klassen und demotivierte SchülerInnen) noch verlängert wird. Des Weiteren hat ein Großteil der Befragten angegeben, dass sie sich sowohl privat als auch von den KollegInnen und Vorgesetzten nicht hinreichend unterstützt fühlen. Sie wünschen sich mehr Maßnahmen der Entspannung und aktiven Erholung sowohl in ihrer Freizeit als auch im beruflichen Bereich (Schaarschmidt et al., 2000, S. 1 ff.).

An der quantitativen Studie von Straßer et al. mit dem Titel *Korrelation zwischen Burnout und Arbeitsplatzbedingungen*, die im Oktober und November 2006 in einem Krankenhaus in Oberösterreich durchgeführt wurde, nahmen 176 MitarbeiterInnen teil, die alle im Akutpflegebereich tätig waren. Die Geschlechterverteilung der Stichprobe betrug 83,5% Frauen und 16,5% Männer. Das Alter der befragten Personen lag zwischen 21 und 57 Jahren. Die Ergebnisse dieser Untersuchung zeigen, dass fast 60% aller befragten Pflegepersonen keine persönliche Erfüllung bei der Ausübung ihrer Arbeit empfinden und sowohl durch emotionale Erschöpfung als auch Depersonalisierung gekennzeichnet sind. Besonders auffällig war die Tatsache, dass die MitarbeiterInnen mit einer Verweildauer von bis zu 10 Jahren mehr persönliche Erfüllung erleben als MitarbeiterInnen, die länger als 10 Jahre in ihrem Beruf tätig sind. Hinzu kommt, dass MitarbeiterInnen, die an gesundheitsfördernden Seminaren teilnehmen, weniger Burnout-Symptome und zugleich einen höheren Wert an persönlicher Erfüllung aufweisen. Als besonders belastende Faktoren empfinden die Pflegenden die unzureichende materielle Belohnung, den starken Zeitmangel sowie die zusätzlichen Tätigkeiten (wie administrative Tätigkeiten), die neben den pflegerischen Tätigkeiten ausgeführt werden müssen. Außerdem konnte diese Studie zeigen, dass MitarbeiterInnen, die regelmäßig positives Feedback von ihren Vorgesetzten erhalten, weniger Burnout-Faktoren aufweisen (Straßer et al., 2009, S. 156 ff.).

In der quantitativen Studie von Quattrin et al. mit dem Titel *Level of Bournout among nurses working in oncology in an Italian region* wurden 100 Krankenschwestern einer Krebsstation mittels eines Fragebogens auf Burnout getestet. Das Ergebnis zeigt, dass 35% unter Burnout leiden und sich total erschöpft und depersonalisiert fühlen. Von diesen 35% würden 47% gerne den Beruf wechsel. Die beiden häufigsten Gründe für die emotionale Erschöpfung waren die schlechte Beziehung zu den KollegInnen sowie die starke Arbeitsbelastung mit Nachtschichten und Zeitdruck. Interessant ist auch, dass 90% all derjenigen, die es sich ausgesucht haben auf einer Krebsstation tätig zu sein, keine Burnout-Symptome auf weisen. Hingegen weisen 62% all derjenigen, die es sich nicht ausgesucht haben auf einer Krebsstation tätig zu sein, Burnout-Symptome auf (Quattrin, 2006, S. 815 ff.).

Studien und deren Ergebnisse bezüglich Forschungsfrage 2:

Welche alternativen Therapien und Interventionen reduzieren das Burnout-Risiko bei Pflegepersonen und Lehrern?

In der quantitativen Studie *The effect of aromatherapy massage with music on the stress and anxiety levels of emergency nurses* von Cook et al. wurden 47 MitarbeiterInnen einer Notaufnahmestation eines Krankenhauses in Australien einer Aroma Massage Therapie unterzogen und sollten anschließend ihr Stresslevel und ihr Empfinden mittels eines Fragebogens angeben. Insgesamt dauerte das Training 3 Monate, in denen die TeilnehmerInnen zwei Mal pro Woche der Aroma Massage Therapie unterzogen wurden. Die Ergebnisse zeigen, dass durch regelmäßige Anwendung der Aromatherapiemassagen Stress abgebaut werden konnte und das medizinische Pflegepersonal den eigenen beruflichen Alltag nicht mehr so negativ beurteilte. 64% gaben an viel erholter zu sein und weitere 16% gaben an ein wenig erholter zu sein. Außerdem führten sie an, dass sie nun mehr Kraft verspürten ihre Arbeit zu bewältigen und auch generell mit ihrem Beruf zufriedener sind (Cook et al., 2007, S. 1698 ff.).

In der quantitativen Studie von Fischer mit dem Titel *Entspannungsmethoden gegen Stress* wurden 60 MitarbeiterInnen eines Krankenhauses in Berlin einem 6 monatigem Training unterzogen, das ein Mal pro Woche für 50 Minuten durchgeführt wurde. Die MitarbeiterInnen wurden hierfür in 3 Gruppen geteilt. Eine Gruppe absolvierte autogenes Training, die andere Gruppe nahm an der progressiven Muskelentspannung nach Jacobsen teil und die dritte Gruppe erhielt Qigong-Training. Alle TeilnehmerInnen wurden vor Beginn des Trainings und nach Beendigung der 6 Monate mit einem Fragebogen befragt. Die Ergebnisse dieser Untersuchung zeigen, dass sich alle TeilnehmerInnen (egal an welcher Methode sie teilgenommen haben) als entspannter und weniger gestresst bezeichneten. Die besten Ergebnisse konnten in der Gruppe der progressiven Muskelentspannung nach Jacobsen erzielt werden. 52 der 60 TeilnehmerInnen haben nach Ende dieses Trainings angeführt, dass sie sich wieder mehr auf die Arbeit freuen und außerdem der Konfrontation mit Leid nicht mehr so negativ gegenüber standen. Auch die Beziehung zu ihren KollegInnen bezeichneten über die Hälfte der Befragten als positiver. Hinzu kommt, dass vor Beginn des Trainings 40% anführten häufiger über einen Jobwechsel nachzudenken. Nach dem Training gaben dies nur noch 13% an (Fischer, 2002, S. 17 f.).

In der qualitativen Studie *Nurse Leader Mindfulness Meditation Program for Stress Management* von Pipe et al. wurden 33 Burnout-Pflegende eines Krankenhauses in den USA über einen Zeitraum von zwei Mal 4 Wochen mit einem Abstand von zwei Monaten, diversen Stressmanagement Methoden wie Meditation oder Entspannungstechniken unterzogen. Die Seminare fanden im Krankenhaus statt und dauerten eine Stunde pro Sitzung. Die Ergebnisse haben gezeigt, dass diese Seminare bei 81,2% der TeilnehmerInnen zu einer signifikanten Verbesserung hinsichtlich ihres Erschöpfungszustandes geführt haben. Die Burnout-Pflegenden zeigten nach Abschluss dieser Untersuchung deutlich geringere Anzeichen von Stress und klagten weniger über ihre Arbeitssituation. Sie gaben außerdem an, dass die Arzt-Pflegepersonal Beziehung viel besser funktioniert und sie zudem auch besser schlafen können. Hinzu kommt, dass die Burnout-Pflegenden Stress nun als etwas Positives ansahen (Pipe et al., 2009, S. 130 ff.).

4 Zusammenfassung der Ergebnisse

Im Verlauf dieses Buches hat sich gezeigt, dass Burnout ein Syndrom ist, das vor allem aus emotionaler Erschöpfung, Depersonalisierung und reduzierter Leistungsfähigkeit resultiert. Experten sind sich einig, dass es sich bei Burnout um eine interne psychologische Erfahrung handelt, die Gefühle, Erwartungen, Einstellungen und Motive inkludiert und auch immer eine negative Erfahrung für das Individuum einschließt. Burnout kann als eine Art Energieverschleiß verstanden werden, der entweder aufgrund von inneren oder äußeren Überforderungen zu einer Erschöpfung des Individuums führt. Als physiologische Anzeichen lassen sich vor allem Erschöpfung und Ermüdung ausmachen. Auf der Verhaltensebene ist vermehrt Ärger, Irritation und Frustration sichtbar. Hinzu kommt, dass Veränderungen und Fortschritt von den Betroffenen abgeblockt werden, da sie zu müde für neue Anpassungen sind. Ob eine Person an Burnout erkrankt, ist aber stets von der persönlichen Motivation abhängig, denn es ist individuell verschieden, wie ein Problem betrachtet und vor allem wie in weiterer Folge damit umgegangen wird. In der Literatur finden sich viele typische Merkmale Burnout-gefährdeter Menschen. Fest steht, dass vor allem Personen, die häufig besorgt sind, ein geringes Selbstwertgefühl haben, Schwierigkeiten haben Kompromisse zu schließen und ein tiefsitzendes Negativ-Bild über ihre Mitmenschen sowie verdrängte aggressive Gefühle haben, eine besonders starke Burnout-Gefährdung aufweisen. Es konnte außerdem gezeigt werden, dass sich Burnout in verschiedene Phasen einteilen lässt, denn an Burnout zu erkranken ist kein Prozess, der sich von heute auf morgen entwickelt, sondern sich über einen sehr langen Zeitraum erstreckt.

Die Ergebnisse der Studien verdeutlichen, dass vor allem helfende und soziale Berufe, bei denen die Interaktion mit anderen Menschen im Mittelpunkt steht, bei vielen Pflegenden zu Burnout führt. Eine signifikant hohe Zahl an Pflegenden leiden unter Burnout. Besonders betroffen sind Pflegende, die länger als 10 Jahre in ihrem Beruf tätig sind. Sie fühlen sich durch den Zeit- und Verantwortungsdruck überfordert, haben das Gefühl nur wenig Handlungsspielraum zu haben, leiden unter mangelndem Feedback sowie unter der ständigen Kontrolle und dem schlechten Verhältnis zu KollegInnen und Vorgesetzten. Als besonders belastend wurden immer wieder drei Merkmale genannt: der Zeitdruck, die mangelnde Unterstützung durch das Team und die schlechten Arbeitsbedingungen (hohes Arbeitstempo, Nachtarbeit). Hinzu kommt auch, dass burnoutfreie Pflegende gleich viele positive wie negative Aspekte bezüglich ihrer Arbeitsstelle aufzählen. Bei Pflegepersonen hingegen, die an Burnout leiden, überwogen stets die negativen Aspekte sehr stark. Des Weiteren kam in jeder Studie zum Ausdruck, dass der Wunsch aus dem Beruf auszusteigen, bei Pflegenden mit Burnout sehr groß ist. Viele Pflegende denken mehrmals pro Monat darüber nach den Beruf zu wechseln. Auch eine Art von Resignation kennzeichnet Pflegende, die an Burnout leiden. Viele Pflegende empfinden ihre Arbeit als starke Belastung und kommen mit dem Umfang der Arbeit nicht zurecht. Der Wunsch nach einem speziellen Burnout-Programm, bei dem am Ende eine gute Beziehung innerhalb des Teams das Ergebnis ist, äußerten sowohl Pflegende mit leichten Burnout-Symptomen als auch Pflegepersonen mit einem starken Gefühl von Erschöpfung und Depersonalisierung. Auch der Wunsch nach mehr Geld und weniger Nachtarbeit besteht bei vielen Befragten. Weiters konnte nachgewiesen werden, dass die Burnout-Belastung auf Stationen besonders hoch ist, wenn der/die Vorgesetzte selbst das Burnout-Syndrom hatte. Auch der Führungsstil des/der Vorgesetzten spielt eine entscheidende Rolle bei der Burnoutausprägung. Pflegende, die eine/n Vorgesetzte/n mit einer geringen Führungsqualität haben, der/die sich weder ausreichend um die Arbeitsergebnisse noch um die Bedürfnisse der MitarbeiterInnen kümmert, weisen eine signifikant höhere Burnoutausprägung auf als Pflegende, die eine/n Vorgesetzte/n mit einer hohen Führungsqualität haben. Dass eine soziale Unterstützung durch KollegInnen und Vorgesetzte einen mindernden Effekt bezüglich Burnout zeigt, konnte außerdem empirisch belegt werden. Vor allem Pflegende auf Krebsstationen leiden häufig unter emotionaler Erschöpfung.

Die Ergebnisse der Studien bezüglich des Verhältnisses von Burnout unter LehrerInnen haben gezeigt, dass sich viele LehrerInnen bereits nach 6 Monaten im Beruf erschöpft fühlen und erste Burnout-Symptome aufweisen. Nach einem Jahr im Beruf sind es bereits doppelt so viele Personen. Die größten Schwierigkeiten werden im Umgang mit Problemschülern, den anspruchsvollen Erwartungen der Eltern sowie in der fehlenden Anerkennung und den Arbeitszeiten gesehen. Auch die zu großen Klassen machen vielen Pädagogen sehr zu schaffen. Einem Großteil der LeherInnen fällt es zudem schwer ihre Gedanken in der Freizeit von der Schule zu lösen, da sie die Lehrer-Schüler Konflikte auch privat sehr belasten. Hinzu kommt, dass mehr als die Hälfte unter regelmäßigen Angstgefühlen leiden und teilweise auch unter körperlichen Beschwerden wie Wirbelsäulenschäden oder Kreislaufproblemen leiden. Viele Lehrpersonen fühlen sich zudem von ihren KollegInnen und Vorgesetzten nicht hinreichend unterstützt und wünschen sich mehr Maßnahmen der Entspannung und aktiven Erholung. In einer Studie konnte nachgewiesen werden, dass es einen eindeutigen Zusammenhang zwischen dem Grad des Burnout und dem Ausmaß an mangelnder Sinnerfüllung gibt. LehrerInnen, die sinnerfüllt sind, leiden so gut wie nie unter Burnout. Mangelnde Sinnerfüllung hingegen steht in einem engen Zusammenhang mit emotionaler Erschöpfung und reduzierter persönlicher Leistungsfähigkeit. Burnout konnte bei allen Studien ein Mal mehr als Erschöpfungssyndrom mit Faktoren wie emotionale Erschöpfung, körperliche Schwäche und geistige Leere bestätigt werden.

Außerdem konnte im Verlauf dieses Buches gezeigt werden, dass regelmäßig durchgeführte alternative Therapien wie Aromatherapiemassagen oder auch diverse Entspannungstechniken wie autogenes Training und die progressive Muskelentspannung nach Jacobsen dazu führen, dass sich die Pflegepersonen erholter und weniger gestresst fühlen. Es wurde angegeben, dass sie mehr Kraft verspürten ihre Arbeit zu bewältigen und generell mit ihrem Beruf zufriedener sind. Auch die tägliche Konfrontation mit Leid konnte besser verarbeitet und bewältigt werden.

Während vor einer Untersuchung noch 40% der befragten Pflegepersonen anführten häufiger über einen Jobwechsel nachzudenken, gaben dies nur noch 13% nach der Entspannungstherapie an. Die Ergebnisse aller Studien bezüglich der Reduzierung von Burnout haben ergeben, dass diese Seminare zu einer signifikanten Verbesserung hinsichtlich des Erschöpfungszustandes geführt haben. Die Burnout-Pflegenden zeigten nach den Therapien deutlich geringere Anzeichen von Stress und klagten auch weniger über ihre Arbeitssituation. Stress wurde nun erstmals als etwas Positives angesehen.

5 Diskussion

Im Mittelpunkt des Interesses dieses Buches standen die folgenden zwei Forschungsfragen:

1. Inwieweit ist das Pflegepersonal und Lehrer gefährdet am Burnout-Syndrom zu erkranken?

Die Ergebnisse machen deutlich, dass Pflegepersonen und LehrerInnen besonders gefährdet sind an Burnout zu erkranken, da sie zu den helfenden und sozialen Berufen gehören, bei denen die Interaktion mit Menschen eine überaus wichtige Rolle spielt. Schmidt (2004, S. 63) führt eine Liste von Berufen an, die besonders gefährdet sind an Burnout zu erkranken und verweist darauf, dass Krankenpflegeberufe auffällig häufig erwähnt werden und ein signifikant höheres Ausmaß an Burnout aufzuweisen scheinen als Angehörige anderer Berufe. Interessant erscheint vor allem, dass es sich bei der Auswertung der Studien gezeigt hat, dass es primär drei Faktoren sind, die bei Pflegepersonen dazu führen, dass sie sich ausgebrannt fühlen. Gemeint ist der Zeitdruck, die mangelnde Unterstützung durch das Team und die schlechten Arbeitsbedingungen (hohes Arbeitstempo, Nachtarbeit). Diese Merkmale werden durch die Aussagen von Schmidt (Ebd., S. 65) gestützt, denn dieser führt unter anderem folgende am häufigsten beklagte Belastungsfaktoren an: hohe Arbeitsbelastung, schlechte Arbeitsbedingungen, Zeitdruck oder zu großes Pensum in einem zu eng gesteckten Zeitrahmen, schlechtes Betriebsklima, wenig tragfähige Beziehung zu den Mitarbeitern sowie Nacht- und Schichtarbeit. Killmer (1999, S. 96) gibt an, dass vor allem die Belastungen durch den enormen Arbeitsumfang sehr schwer zu bewältigen sind, da der Arbeitsumfang in den letzten Jahren für ca. 82% des Pflegepersonals drastisch zugenommen hat. Somit kommt es dazu, dass „…Zeitdruck mit der Folge allgemeiner Hektik an der Tagesordnung vieler Kliniken ist. Er wird in fast allen Studien als starke bis sehr starke Belastung angegeben. Genauso stark belastend ist für viele Krankenpflegekräfte die Tatsache, dass im Sinne der Sorgfaltspflicht trotz Zeitmangels die Arbeit korrekt ausgeführt werden muss" (Ebd., S. 98).

Bezüglich der Belastung durch die Arbeitszeit führt Killmer (Ebd., S. 94) an, dass vor allem wenn im Zweischichtwechseldienst auf einen Spätdienst ein erneuter Frühdienst folgt, zwischen den beiden Diensten häufig nur sehr wenig Zeit zur Erholung bleibt. Dies wird dann von den Pflegepersonen als besonders belastend empfunden. Hinzu kommt, dass Nachdienste häufig zehn Stunden oder sogar länger dauern. Da dieser Aspekt nicht dem biologischen Rhythmus des Menschen entspricht, wird die Lebensqualität enorm beeinträchtigt. Killmer (Ebd.) erläutert weiter: „Auch wenn es nachts durchaus Zeiten gibt, in denen weniger Arbeit anfällt als tagsüber, kann es neben den Routinearbeiten jederzeit zu Zwischen- und auch Notfällen kommen. Dadurch besteht immer die Gefahr der Kumulation pflegerischer Belastung." An all diesen Punkten wird deutlich, dass Pflegepersonen schnell an Burnout erkranken können, da sie täglich einer Menge pflegerischer Belastungen ausgesetzt sind.

Aber auch LehrerInnen gelten als sehr anfällig an Burnout zu erkranken, denn der Lehrerberuf bringt viele Belastungen mit sich. In diesem Buch konnte gezeigt werden, dass es vor allem die Klassengröße, der Umgang mit Problemschülern sowie den anspruchsvollen Eltern und die fehlende Anerkennung und die häufig unterschätzten Arbeitszeiten sind, die den LehrerInnen am meisten Probleme bereiten und dazu führen, dass sie sich teilweise schon nach 6 Monaten im Beruf erschöpft und überfordert fühlen. Auch Sedelmaier (2006, S. 33) erwähnt, dass die Belastungen im Lehrerberuf sehr vielfältig sind und von der Öffentlichkeit meist unterschätzt werden, was dann noch eine zusätzliche Belastung darstellt. Das Hauptproblem sieht die Autorin darin, dass LehrerInnen auf mehreren Ebenen zu agieren haben und demnach vielen unterschiedlichen Anforderungen ausgesetzt sind. Nämlich sowohl den Erwartungen der Schüler, Eltern und Kollegen sowie denen der Schulleitung und der Öffentlichkeit. Das Problem bei der Arbeitszeit liegt darin, dass in der Öffentlichkeit häufig nur die Stunden, die ein Lehrer in der Schule verbringt, als Arbeitszeit anerkannt werden. Die Zeit, die aber dann zu Hause noch für Vor- und Nachbereitung investiert werden muss, wird von der Öffentlichkeit oft vernachlässigt (Ebd., S. 34). Auch der Umgang und die Beziehung zu den SchülerInnen bereitet den LehrerInnen teilweise große Schwierigkeiten, da es eigentlich eine erzwungene Beziehung ist.

Nichtsdestotrotz machen viele LehrerInnen ihr Wohlbefinden von den Schülerreaktionen anhängig. Auch die Klassengröße kann ein Grund dafür sein, dass sich Pädagogen in ihrem beruflichen Alltag schnell überfordert fühlen, denn vor allem für die LehrerInnen, die gerne schülerzentriert arbeiten wollen, sind die großen Klassengrößen eine Belastung. Hinzu kommt, dass mit der Größe der Klasse auch der Lärmpegel und das Arbeitspensum steigt (Ebd., S. 35).

2. Welche alternativen Therapien und Interventionen reduzieren das Burnout-Risiko bei Pflegepersonen und Lehrern?

Die Ergebnisse dieses Buches bezüglich dieser Forschungsfrage machen deutlich, dass es verschiedene Therapien und Interventionen gibt, die das Burnout-Risiko bei Pflegepersonen und Lehrern reduzieren können. Genannt wurden beispielsweise Aromatherapiemassagen und Entspannungstechniken wie autogenes Training, progressive Muskelentspannung nach Jacobsen und Qigong. Hier hat sich gezeigt, dass vor allem das autogene Training und die progressive Muskelentspannung nach Jacobsen besonders gut bei den Pflegepersonen angekommen sind. Auch Wallner (2009, S. 62) belegt, dass die progressive Muskelentspannung nach Jacobsen besonders gut dazu geeignet ist, um Ruhe, Gelassenheit, Erholung und Stressabbau herbeizuführen, denn die Konzentration auf den eigenen Körper führt zu einem Ab- und Ausschalten von täglichen Belastungen. Das Prinzip ist hierbei ganz einfach: Die einzelnen Muskelgruppen werden nacheinander gezielt angespannt und dann wieder bewusst losgelassen, wobei sich die Muskeln non ganz allein entspannen. Wallner (Ebd.) führt weiters an, dass bereits in einigen Studien gezeigt werden konnte, dass durch die regelmäßige Anwendung dieser Entspannungstechnik über einen längeren Zeitraum, psychische Anspannung gelöst werden kann und in weiterer Folge zu einer Minderung der Burnout-Symptome führt. Auch autogenes Training als Selbstentspannungsmethode kann diesen Effekt herbeiführen. Autogenes Training besteht aus sieben aufeinander aufbauenden Formeln, die zu einer völligen

Entspannung sowie einer Stärkung des Immunsystems und einer Beeinflussung sonst nicht zugänglicher Körperfunktionen führen. Bei regelmäßiger Durchführung dieser Entspannungsmethode kann es zu folgenden positiven Effekten kommen: Verbesserung der Erholungsfähigkeit, Verbesserung der Schlaffähigkeit, Verringerung der Schmerzwahrnehmung, Verbesserung der Durchblutung und Verringerung und Abbau von Angst (Nausch, 2002, S. 42). Interessant erscheint vor allem, dass nicht nur Entspannungstechniken, sondern auch Aromatherapiemassagen dazu verhelfen können, dass sich Pflegepersonen erholter und weniger gestresst fühlen. Es scheint, als ob die Methode per se nicht unbedingt ausschlaggebend für den Erfolg ist, sondern es viel entscheidender ist, dass sich Personen, die Burnout-Symptome aufweisen eine regelmäßige Auszeit nehmen, bei der sie sich entspannen können. Dies kann individuell sehr verschieden sein, je nachdem was für jeden Einzelnen gut ist. Manche Menschen können sich besonders gut bei Sport oder anderen aktiven Freizeitbeschäftigungen entspannen, andere Menschen wiederum entspannen sich am besten, wenn sie Zeit mit ihrer Familie verbringen, viel schlafen oder einfach nur auf der Couch sitzen und Fernsehen gucken. Es ist wichtig eine gute work life balance zu finden, die genügend Zeit für die schönen Dinge im Leben inkludiert. Nur dann kann Leistungsdruck reduziert und Stressabbau ermöglicht werden (Abel, 2009, S. 23)

Die Ergebnisse haben gezeigt, dass Burnout ein ernst zu nehmender psychischer Erschöpfungszustand ist, dem in der Wissenschaft unbedingt mehr Aufmerksamkeit gewidmet werden sollte, denn Kliniken, die an Personal sparen, stellen nicht nur ein großes Risiko für die Patientensicherheit, sondern auch für die Gesundheit der Pflegenden dar (Moser, 2001, S. 49).

6 Literaturverzeichnis

Abel, P. (2009): Spirituelle Wege aus dem Burnout. Münsterschwarzach, Vier-Türme Verlag

Aries, M.; Ritter, I. (1999): Pflegende mit und ohne Burnout: Ein Vergleich. Resultate einer quantitativen Längsschnittstudie und einer qualitativen Vertiefungsstudie

Burisch, M. (1994): Das Burnout-Syndrom. Theorie der inneren Erschöpfung. Berlin, Springer Verlag

Cook, M.; Holzhauser, K.; Jones, M.; Davis, C. (2007): The effect of aromatherapy massage with music on the stress and anxiety levels of emergency nurses, In: Journal of Clinical Nursing. Ausgabe 16, S. 1695-1703

F.A.Z.-Institut für Management-, Markt und Medieninformation GMBH (2009): Kundenkompass-Stress. Frankfurt am Main

Fengler, J. (2001): Helfen macht müde. Zur Analyse und Bewältigung von Burnout und beruflicher Deformation. München, Pfeiffer Verlag

Fischer, N. (2002): Entspannungsmethoden gegen Stress

Freudenberger, H.J.; North, G. (1992): Burnout bei Frauen. Über das Gefühl des Ausgebranntseins. Frankfurt am Main, Fischer Verlag

Günüsen, N. (2009): Turkish nurses perspectives on a programme to reduce burnout, In: International Nursing Review. Ausgabe 56, S. 237-242

Hausmann, C. (2008): Burnout-Symptome bei österreichischen PflegerInnen, In: Pflege. Ausgabe 22, S. 297-307

Killmer, C. (1999): Burnout bei Krankenschwestern. Zusammenhänge zwischen beruflichen Belastungen, beruflichen Kontrollbestrebungen und dem Burnout-Phänomen. Münster, LIT Verlag

Kunz R.; Khan KS.; Kleijnen J.; Antes G. (2009): Systematische Übersichtsarbeiten und Meta-Analysen. Einführung in Instrumente der evidenzbasierten Medizin für Ärzte, klinische Forscher und Experten im Gesundheitswesen. 2. Aufl., Bern, Huber Verlag

Künzler A.; Böttcher C.; Hartmann R. (2010): Körperzentrierte Psychotherapie im Dialog. Heidelberg, Springer Medizin Verlag

Körner S. (2002): Das Phänomen Burnout am Arbeitsplatz Schule. Universität Erfurt. Dissertation. Erfurt

Marx, R. (2001): Pflegemanagement am Beispiel von Führungsaspekten zum Burnout-Syndrom, In: Österreichische Krankenpflegezeitschrift. Ausgabe 11/2001, S. 27-29

Maunz, S. (1999): Burnoutprävention durch Erhöhung der Führungsqualität, In: Österreichische Krankenpflegezeitschrift. Ausgabe 12/1999, S. 32-34

Meidlinger H.; Enders C. (1997): Burnout-Seminare für Lehrer. Ausgebrannt und aufgebaut. Arbeits- und Nachdenkbuch. Köln, Luchterhand Verlag

Meyer, E. (1994): Burnout und Stress. Hohengehren, Scheider Verlag

Modestin J.; Lerch M.; Böker W. (1994): Burnout in der psychiatrischen Krankenpflege. Resultate einer empirischen Untersuchung. Berlin/Heidelberg/ New York, Springer-Verlag

Moser, C. (2001): Messung von Burnout bei medizinischem Personal. Universität Wien. Diplomarbeit

Nausch, G. (2002): Die Wirkungsrelevanz von Entspannungstechniken in stressinduzierten Situationen. Universität Wien. Dissertation

Nindl, A. (2003): Zwischen existentieller Sinnerfüllung und Burnout. Eine empirische Studie aus existenzanlytischer Perspektive

Pipe T.; Bortz J.; Dueck A. (2009): Nurse leader mindfulness meditation program for stress management. A randomized controlled trial, In: The journal of nursing administration. Ausgabe 39, S. 130-137

Quattrin, R.; Zanini, A.; Nascing, E. (2006): Level of Burnout among nurses working in oncology in an italian region, In: Oncology nursing. Ausgabe 33, S. 815-820

Rauin, U. (2001): Im Beruf schnell überfordert, In: Forschung aktuell. Ausgabe 3, S. 60-64

Rogge, J. (2005): Das Anti Stress Programm für die Familie. Freiburg, Velber Verlag

Schaarschmidt, U.; Arold, H.; Kieschke, U. (2000): Bewältigung psychischer Anforderungen durch Lehrkräfte

Schmidt, B. (2004): Burnout in der Pflege. Risikofaktoren – Hintergründe – Selbsteinschätzung. Stuttgart, Kohlhammer Verlag

Sedelmaier, B. (2006): Zum Phänomen des Burnouts bei Lehrerinnen und Lehrern: Eine Annäherung an das Problem. Universität Wien. Diplomarbeit

Spachtholz, B. (2005): Stress und Angst überwinden. Regensburg/Berlin, Walhalla Fachverlag

Straßler, B.; Mesenholl, E.; Geelhaar, C.; Endler, C. (2009): Korrelation zwischen Burnout und Arbeitsplatzbedingungen. Ergebnisse einer Studie in einem oberösterreichischen Krankenhaus

Vollmer, H. (1996): Ich fühle mich fix und fertig. Das Burnout-Syndrom. Wien, Carl Ueberreuter Verlag

Wallner, K. (2002): Keine Chance dem Burnout. Die Kunst einfach gut drauf zu sein. Linz, Veritas Verlag

Der Autor

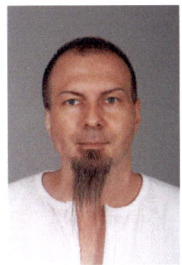

Dietmar Schmidt wurde 1974 in Wien geboren. Seit Ende seiner Ausbildung zum psychiatrischen Gesundheits- und Krankenpfleger arbeitet der Autor auf der Akutpsychiatrie im Otto-Wagner-Spital in Wien. 2009 begann er dann sein Bachelorstudium im Bereich Pflegewissenschaften und befasste sich von diesem Moment an intensiv mit dem Thema Burnout im Pflegebereich. Dieses Interesse wurde einerseits durch diverse Literatur als auch durch den täglichen Umgang mit Pflegepersonen, die Burnout-Symptome aufweisen, geweckt. Die derzeitige Situation der Pflege sowie seine bisherigen persönlichen Erfahrungen beeinflussten die Entscheidung dieses Buch zu verfassen.